NOTICE

SUR

LES EAUX MINÉRALES

D'AIX-PROVENCE

PAR

Le Docteur E. Bourguet

Médecin-Inspecteur

1880

———※———

AIX
IMPRIMERIE TYPOGRAPHIQUE PROVENÇALE
15, rue de la Grande-Horloge, 15
—
1880

EAUX MINÉRALES D'AIX

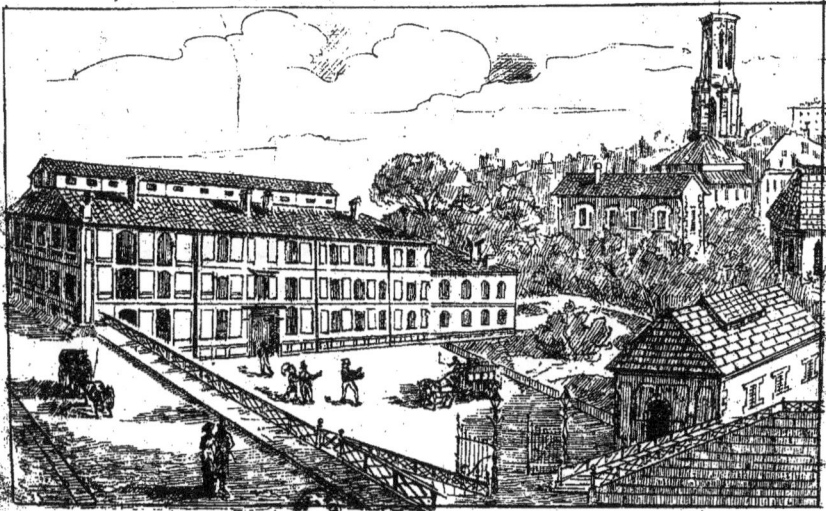

VUE DE L'ÉTABLISSEMENT THERMAL

NOTICE

SUR

LES EAUX MINÉRALES

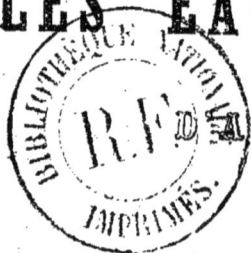

D'AIX-PROVENCE

PAR

Le Docteur E. Bourguet

Médecin-Inspecteur

AIX

IMPRIMERIE TYPOGRAPHIQUE PROVENÇALE
45, rue de la Grande-Horloge, 45

—

1880

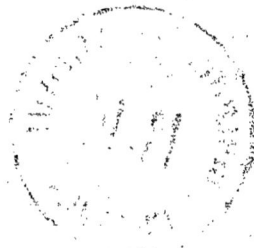

AVERTISSEMENT

La Notice que l'on va lire est le résumé d'un travail plus complet et plus étendu que l'auteur se propose de publier sur les Eaux Minérales d'Aix.

En attendant que ce travail soit terminé et puisse voir le jour, il a pensé qu'il pouvait y avoir quelque utilité à appeler l'attention de ses confrères et celle du public sur une station thermo-minérale française dont l'étude a été entièrement négligée depuis de longues années et que beaucoup de médecins et de malades connaissent à peine de nom, malgré la haute renommée dont ces Eaux ont joui dans l'antiquité et pendant les dix-septième et dix-huitième siècles.

Tout en reconnaissant les lacunes et les imperfections de cette simple Notice, il est cependant une déclaration qu'il tient à faire à cette place : c'est que ses affirmations relativement aux effets thérapeutiques des Eaux d'Aix reposent sur un grand nombre de faits cliniques ; qu'il s'est abstenu scrupuleusement d'en exagérer les vertus curatives et d'en généraliser l'emploi à un trop grand nombre de maladies ; enfin qu'il a pris soin d'en établir les contre-indications, en même temps que d'exposer les cas dans lesquels leur utilité est contestable.

Cette voie lui paraît la seule digne d'être suivie et la seule qui puisse assurer dans l'avenir les progrès de l'hydrologie médicale.

EAUX MINÉRALES D'AIX

———— ❧ ————

PROPRIÉTÉS PHYSIQUES
TEMPÉRATURE, COMPOSITION CHIMIQUE

Les Eaux minérales d'Aix sont connues et uti-
lisées pour l'usage médical depuis la plus haute antiquité. Les Romains, qui fondèrent cette ville, (*A-
quæ Sextiæ,*) y créèrent deux établissements im-
portants. C'est sur l'emplacement du plus considérable d'entre eux qu'ont été bâtis les Thermes
actuels : BAINS DE SEXTIUS.

L'eau qui alimente cet établissement et qui sert
tout à la fois aux bains et à la boisson, est claire,
limpide, transparente, complétement incolore ; elle
est douce et onctueuse au toucher, bleuit légè-
rement le papier de tournesol rougi par un acide ;
son goût et son odeur ne présentent rien de désa-
gréable ; — elle peut être utilisée pour la plupart
des usages domestiques, et bien des personnes,
dans cette ville, ne boivent que de l'eau minérale
pure ou coupée avec du vin ; un grand nombre de
boulangers l'utilisent également pour la fabrication
du pain, et tout porte à croire que cette circonstance
n'est pas étrangère à l'excellente qualité du pain
d'Aix, et à la vieille réputation don il jouit **au dehors**.

Sa température est de 36° 25 centigrades au griffon, de 35° centigrades dans les réservoirs, de 32° à 34° dans les baignoires, de 26° à 28° dans la piscine de natation.

Cette température modérée permet de les prendre en bains, à leur température native, c'est-à-dire sans les faire chauffer ni refroidir; de plus, l'abondance de l'eau minérale(1), permet d'administrer les bains à eau courante, avantage précieux, peu utilisé en France, et qui mérite d'autant mieux d'être signalé qu'une eau minérale perd toujours quelques-unes de ses propriétés quand on est obligé de la chauffer, ou de la refroidir avant de l'introduire dans les baignoires.

La composition chimique des Eaux d'Aix, d'après l'analyse faite en 1878, par l'Ecole des Mines de Paris est la suivante :

Résidu fixe par litre : . . 0,2540

Acide carbonique des bi-carbonates .	0,1346
Acide chlorhydrique	0,0142
Acide sulfurique	0,0274
Silice	0,0205
Oxyde de fer	0,0035
Chaux	0,0797
Magnésie	0,0183
Potasse	traces
Soude	0,0220
Matières organiques . . . . , .	0,0040
Total	0,3242

(1) **Deux cent soixante un litres par minute.**

Il ressort de cette analyse que ces eaux doivent être rangées parmi les *bi-carbonatées calciques* et *alcalines faibles mésothermales* ; ou bien encore dans la classe des eaux *inermes* (Gubler), *amétallites* (Rotureau), *indéterminées* (Durand-Fardel), groupe d'eaux minérales assez répandues dans la nature, qui se prêtent à de nombreuses applications hygiéniques et médicales, et dont les effets, généralement sédatifs et reconstituants sont loin d'être en rapport avec la faible proportion de leurs principes minéralisateurs. Ajoutons que leur étude est encore loin d'être complète et qu'elle n'est pas sans difficulté, à cause de la différence d'action de ces diverses sources, des propriétés spéciales que possèdent quelques-unes d'entr'elles, et de la nécessité où se trouve le médecin qui désire appeler l'attention sur l'une d'elles en particulier d'observer longtemps et avec soin avant de pouvoir préciser les cas où leur utilité n'est pas contestable, ceux où elle est douteuse et ceux enfin où leur application peut être nuisible.

ACTION PHYSIOLOGIQUE

Prise en boisson à l'état de santé, l'eau minérale d'Aix ne possède pas d'action physiologique bien prononcée. Cependant son usage interne ne saurait être complétement assimilé à l'usage de l'eau ordinaire : elle est de digestion plus facile et plus rapidement absorbée ; son goût offre quelque chose de doux et de moelleux ; on éprouve après l'avoir bue une sensation de bien-être, de légèreté à l'estomac qui ont pour effet d'imprimer plus d'activité au travail de la digestion et la rendent précieuse chez un certain nombre de gastralgiques.

Administrée à doses élevées (8 à 10 verres par jour) elle favorise la diurèse et la perspiration cutanée, en exerçant une action sédative sur l'ensemble des organes préposés à la sécrétion et à l'excrétion de l'urine et de la sueur. Elle combat en outre l'inertie intestinale, chez les sujets qui ont une grande tendance à la constipation ; il est extrêmement commun de voir des constipations anciennes et rebelles disparaître en peu de jours sous l'influence de cette seule médication.

Son administration en bains, chez les personnes bien portantes, fait éprouver au baigneur un sentiment de délassement, de satisfaction qu'il ne ressent pas au même degré dans un bain tiède ordinaire, la circulation cutanée prend plus d'activité ; la chaleur de tout le corps est plus uniforme, plus régulière, plus naturelle ; la peau présente plus de douceur et de souplesse ; le ton de tous les organes, l'ensemble de la vitalité sont augmentés.

D'autre part l'action du bain est moins débilitante ; il ne provoque pas la transpiration et ne produit pas le relachement de tous les tissus que l'on observe à la suite du bain tiède ordinaire ; il expose moins aux refroidissements et rend la peau moins sensible et moins impressionnable aux variations atmosphériques ; enfin il détermine, dans un certain nombre de circonstances, particulièrement chez les individus à prédominance nerveuse, une excitation d'une intensité variable, parfois très légère, agréable même et justifiant, dans une certaine mesure l'opinion fort ancienne et très accréditée parmi quelques habitués relativement aux vertus aphrodisiaques de ces eaux, mais qui d'autres fois se traduit par de l'insomnie, de l'agitation pendant la nuit, un sentiment de courbature, de malaise, d'éréthisme général ou local; en un mot, par ce que l'on est convenu d'appeler : la *fièvre thermale*. Il est beaucoup plus rare de voir se produire *la poussée*, c'est-à-dire de la chaleur à la peau, une rougeur érythémateuse ou papuleuse, des démangeaisons pénibles sur tout le corps ; cependant le fait se présente quelquefois.

Hâtons-nous d'ajouter que ces phénomènes d'excitation, outre leur rareté relative dans notre station, n'offrent par eux-mêmes aucune espèce de gravité, qu'ils ne se manifestent que pendant les premiers jours, et que ce sont presque toujours les personnes qui ressentent d'une manière plus accentuée les effets primitifs des eaux qui en retirent le plus de bénéfice quand elles persévèrent dans leur emploi et qu'elles font une cure complète.

PROPRIÉTÉS MÉDICALES

Les Eaux Minérales d'Aix, considérées au point de vue de leur composition chimique, de leur degré de minéralisation, de leurs effets thérapeutiques présentent une très-grande analogie avec les eaux de Plombières, de Bains (Vosges), de Luxeuil, de Néris, de quelques sources de Bagnères-de-Bigorre, d'Ussat, en France, de Pfeffers en Suisse, de Gastein, de Neuhaus, de Wildbad en Allemagne, de Buxton en Angleterre, de Valdieri en Italie.

Il suffira pour s'en convaincre de jeter un simple coup d'œil sur le tableau suivant indiquant le degré de minéralisation comparative de la plupart de ces diverses sources :

		Matières fixes
Aix-en-Provence.		0,3242
Plombières. .	Source des Dames.	0,3203
	— du Crucifix.	0,3208
	— des Capucins.	0,1040
	— ferrugineuse.	0,1145
	Bain romain.	0,2230
	— tempéré. . . .	0,1890
Bains en Vosges.	Grosse source. . . .	0,3220
	Source savonneuse .	0,4810
	— de la prom...	0,2000
	— de la vache. .	0,3610
Luxeuil.	Source ferrugineuse.	0,4410
	— savonneuse..	0,2751

Bagnères de Bigorre	Source du foulon...	0,1041
	— Angoulème..	0,0558
	— Braunhaubant	0,0965
	— Rousse....	0,0920
Pfeffers		0,1205
Gastein..............		0,3690
Neuhaus.............		0,3260
Wildbad....	Trinkquelle....	0,4660
	Source des bains .	0,3860
Buxton..............		0,2936
Valdieri		0,2414

On voit d'après ces chiffres que toutes les sources de Plombières, de Pfeffers, de Buxton, de Valdieri, plusieurs de celles de Bains, de Luxeuil, de Bagnères de Bigorre sont inférieures à celles d'Aix au point de vue de leur richesse en principes minéralisateurs ; d'autre part que les eaux de Gastein, de Neuhaus, de Wildbad ne présentent avec les nôtres que des différences insignifiantes.

Or personne n'ignore la grande réputation dont ces stations jouissent toutes en France et à l'étranger.

De même que les diverses eaux médicinales naturelles appartenant à la même classe (inermes, indéterminées, amétallites, indifférentes, faibles, etc., toutes dénominations peu heureuses auxquelles nous préférerions celle d'*eaux hypominéralisées*, par opposition aux eaux fortes ou *hyperminéralisées*); de même que toutes ces eaux, disons-nous, celles d'Aix possèdent des qualités sédatives et toniques,

Mais à côté de cette action générale, de ces propriétés qu'elles partagent avec les eaux similaires, il en est de spéciales qu'il importe de mettre en relief, car ce sont celles que le praticien éloigné et les malades ont surtout intérêt à connaître, à cause de l'impossibilité où ils se trouvent de se faire une opinion auprès des sources elles-mêmes.

Parmi ces propriétés prédominantes, nous signalerons leur action *reconstituante* et *calmante sans excitation* : elles relèvent doucement la vitalité, augmentent l'activité des principales fonctions organiques d'une manière lente et graduelle, sans déterminer de trouble et de secousse, le plus souvent même, comme nous l'avons établi précédemment, sans occasionner l'éréthisme particulier qui constitue la fièvre thermale.

Elles conviennent donc d'une manière spéciale aux personnes douées d'une extrême impressionnabilité physique et morale, qui supportent difficilement une médication active et pour lesquelles les ressources d'une hygiène bien comprise sont souvent plus utiles que celles tirées de la matière médicale et de la pharmacie ; en d'autres termes, elles peuvent être considérées comme une des eaux les plus douces et les moins excitantes parmi les eaux sédatives.

APPLICATIONS THÉRAPEUTIQUES

Les maladies qui réclament plus particulièrement

leur emploi et dans lesquelles on peut en attendre des résultats avantageux sont : _

1° Les maladies de l'utérus et de ses annexes, métrite et ovarite aigües subaigües et chroniques, congestions et inflammations utérines et péri-utérines, érosions et ulcérations du col ; granulations, leucorrhée ; engorgements partiels et généraux de l'organe ; névropathie générale ayant l'utérus pour point de départ (*métrite irritable*). Les Eaux d'Aix possèdent une action *élective* dans la plupart de ces maladies. Elles produisent des guérisons complètes et durables ou des améliorations très appréciables, souvent très rapides, chez des malades soumises depuis long-temps à d'autres traitements et chez quelques unes qui avaient fait usage, sans succès, des eaux minérales les plus estimées. L'état inflammatoire est loin de contr'indiquer leur emploi ; il constitue bien plutôt une circonstance favorable.

Nous avons observé un grand nombre de faits dont plusieurs ont été suivis pendant de longues années, qui ne laissent aucun doute sur les bons effets primitifs et consécutifs de nos eaux dans les divers cas qui viennent d'être énumérés. Le défaut d'espace nous empêche de les relater en ce moment. Ils feront l'objet d'une publication ultérieure.

2° Les maladies des reins et de la vessie : néphrite simple et calculeuse ; coliques néphrétiques ; gravelle (urique, oxalique, calcaire, ammoniacale, etc.); pyélite et cystite aigües et chroniques ; catarrhe vé

sical; engorgement prostatique ; diathèse urique;
affaiblissement de la virilité. Leur utilité dans ces
circonstances est tout aussi incontestable et repo-
se également sur un nombre très considérable
de faits cliniques. L'eau minérale prise en boisson,
à des doses élevées, peut revendiquer une part
importante dans ces guérisons.

Elle nous paraît agir alors *dynamiquement* par
son action diurétique, altérante et sédative propres,
et surtout *mécaniquement* par la quantité de l'eau
ingérée, son absorption facile et rapide ; on pourrait
presque dire par une sorte de lavage ou de lessivage
des organes uropoiétiques. Cette médication réussit
d'autant mieux que la maladie s'accompagne d'excitation générale et de troubles nerveux pouvant être
rattachés à une phlegmasie concomitante.

3° MALADIES DES VOIES DIGESTIVES ET DE LEURS AN-
NEXES. Les maladies de cet ordre dans lesquelles
nous avons obtenu de bons effets des Eaux d'Aix
sont la dyspepsie et la gastralgie chroniques accompagnées de sensibilité à la région épigastrique ; les
entérites et les entéralgies présentant les mêmes ca-
ractères ; l'ulcère simple de l'estomac (1) ; la consti-

---

(1) Nous avons, en ce moment, sous les yeux un cas présentant
l'ensemble des symptômes de cette maladie (perte d'appétit, diarrhée,
vomissements, amaigrissement progressif, douleur vive à l'épigastre
correspondant au milieu du dos) qui a été rapidement amélioré par
une cure d'un mois aux Eaux d'Aix, en bains et en boisson à la dose
de 8 à 10 verres par jour. Aucun autre traitement n'a été mis en usage.
La guérison se maintient depuis plus de trois mois.
Ce fait présente d'autant plus d'intérêt que deux membres de la fa-

pation habituelle ; l'hyperhémie du foie et des autres viscères abdominaux associée à un certain degré de phlegmasie chronique ou subaigüe de ces mêmes viscères. Dans ces divers cas, de même que dans les maladies des voies urinaires, l'usage de l'eau minérale en boisson s'ajoute très utilement aux bons effets de la balnéation et en constitue le complément indispensable.

4° Elles produisent encore de bons résultats dans L'AFFAIBLISSEMENT GÉNÉRAL DE L'ORGANISME consécutif à des maladies aigües de longue durée ; chez les personnes ÉPUISÉES par les causes nombreuses qu'engendre la civilisation moderne ou le séjour des grandes villes ; dans les cas de SUREXCITATION NERVEUSE occasionnée par une contention d'esprit habituelle, dans toutes les NÉVROSES et les AFFECTIONS NÉVROPATHIQUES en général ; dans certaines formes du RHUMATISME, particulièrement celles qui s'accompagnent d'éréthisme et de symptômes névropathiques ; dans les MALADIES CUTANÉES, sécrétantes et non sécrétantes, accompagnées de vives démangeaisons, chez les sujets nerveux et irritables, pour lesquels un traitement par les eaux sulfureuses est contre-indiqué.

En résumé les Eaux minérales d'Aix rencontrent leurs principales indications ou, pour employer le

---

mille du malade avaient succombé antérieurement dans le marasme, après avoir offert des symptômes presque identiques. Ce résultat, du reste, n'a rien de bien extraordinaire pour qui a pu apprécier les vertus cicatrisantes de nos Eaux dans les ulcérations siégeant à l'extérieur du corps et sur le col de l'utérus en particulier.

terme propre, possèdent une *spécialisation* d'action dans les maladies caractérisées par une phlegmasie récente ou ancienne, que celle-ci ait son siége dans les organes viscéraux, le tégument cutané ou les muqueuses ; dans les névroses et les névropathies de toute sorte qui se rattachent à ces mêmes phlegmasies d'une manière directe ou éloignée ; dans certaines névroses essentielles, telles que l'hypochondrie et l'hystérie ; dans la plupart des névralgies ; enfin dans les cas, malheureusement fort nombreux, dans lesquels un affaiblissement général de l'organisme coïncide avec un excès de sensibilité locale ou une excitation anormale de tout le système nerveux ; dans toutes les circonstances en un mot où l'élément *douleur* constitue le caractère prédominant.

5° Leurs applications chirurgicales ne présentent rien de spécial. De même que la plupart des eaux thermo-minérales similaires, elles sont utilement employées dans les raideurs articulaires et musculaires, les contractures idiopathiques, les plaies et les ulcères dans lesquels le travail de réparation se fait difficilement, les cicatrices vicieuses ou douloureuses, les fausses ankyloses, les suites de fractures, d'entorses, de luxations, dans tous les cas où il importe d'adoucir, d'assouplir, de réveiller la vitalité et d'augmenter le fonctionnement d'une partie ou d'un organe. Leur administration, dans ces circonstances, a lieu quelquefois en bains, mais le plus souvent sous forme de douches.

CONTRE-INDICATIONS

Les Eaux dAix sont contre-indiquées dans les maladies aigues et chroniques des organes respiratoires, dans les lésions organiques du cœur ou des gros vaisseaux, dans la goutte et le rhumatisme articulaire nettement caractérisés, particulièrement chez les sujets peu excitables, lymphatiques et pléthoriques, leur thermalité n'étant pas assez élevée pour combattre, en pareille circonstance, ces deux affections avec efficacité.

Elles sont sans grande utilité dans les paralysies, surtout dans les paralysies consécutives à des maladies du cerveau ou de la moëlle épinière ; dans les affections générales constitutionnelles innées ou acquises telles que : le cancer, la syphilis, la tuberculose, l'herpétisme et l'arthritisme invétérés ; dans toutes les maladies, en un mot, qui se rattachent à un état diathésique général, la faible proportion de leurs principes minéralisateurs ne leur permettant pas de modifier profondément l'ensemble de l'organisme à la façon des eaux fortement minéralisées ou des bains de mer.

Il est juste de reconnaître pourtant qu'elles peuvent encore rendre des services dans quelques uns de ces cas et qu'elles se prêtent facilement à l'addition des principes qui leur manquent ou qu'elles renferment

en proportion insuffisante. Ainsi, on les associe fré-
quemment aux eaux mères des salins de Berre qui
se trouvent situés dans le voisinage; aux préparations
sulfureuses, mercurielles, arsenicales ; aux sels de
Pennès ; au carbonate de soude et de potasse, etc.

On peut aussi les combiner avec profit à l'hydrothérapie, en prescrivant journellement un bain
d'eau minérale et une douche froide, ou bien en fai-
sant suivre la cure thermo-minérale par un traitement hydrothérapique proprement dit. Cette asso-
ciation de deux médications voisines permet, dans
beaucoup de cas, de faire bénéficier les malades de
l'action sédative particulière aux Eaux d'Aix, ainsi
que de l'action plus franchement tonique et reconstituante de l'hydrothérapie ; or, il n'est aucun praticien qui n'ait été à même de constater que ces
deux indications se trouvent bien souvent réunies
dans le traitement des névroses et d'un très grand
nombre de maladies chroniques.

DESCRIPTION DE L'ETABLISSEMENT ; MODE D'ADMINISTRATION DES EAUX

L'Etablissement Thermal d'Aix est situé dans un
des principaux faubourgs de la ville. Il représente
une construction de forme parallélogrammique, de
70 mètres de façade, parfaitement abritée contre les
vents et avec exposition en plein midi. Il renferme

35 chambres destinées aux baigneurs, un salon de conversation, un vaste jardin, une galerie fermée, chauffée naturellement par l'eau minérale, où l'on respire un air à la température constante de 16° à 18°, en hiver, et qui peut servir de promenoir pendant les jours froids, les jours de pluie, et pour les personnes qui ont à redouter l'air extérieur.

Il possède 26 cabinets de bains avec baignoires en marbre blanc. Quatre de ces cabinets sont munis d'appareils de douches placés au-dessus des baignoires. La proximité des Salins du Midi, comme nous l'avons déjà dit plus haut, permet d'administrer, sans grande augmentation de prix, des bains d'eaux-mères bromo-iodurées, dont tout le monde connaît l'efficacité dans les maladies scrofuleuses et tuberculeuses, et dont l'emploi tend à se généraliser beaucoup depuis quelques années.

On y trouve également des bains et des douches de vapeur, des bains russes, une salle d'inhalation et de pulvérisation, des bains de siége à eau courante, une grande piscine gymnastique de natation, de 14 mètres de longueur sur 7 mètres de largeur, des bains de cercle, des bains à encaissement, deux cabinets de douches variées (verticales, horizontales, circulaires, en pluie, en jet, écossaises, etc. etc.); enfin un outillage complet d'hydrothérapie. Tous ces appareils sont installés depuis un petit nombre d'années. Ils ont été fournis par les meilleurs constructeurs de la capitale, sous la direction de M. Jules François, inspecteur général des mines, dont tout le monde connaît la haute compétence.

On le voit, l'installation balnéothérapique des Eaux d'Aix est des plus complètes et rien n'y a été négligé au point de vue de l'intérêt des baigneurs.

L'établissement reste ouvert toute l'année. Le traitement hydrothérapique, au besoin même la cure thermale proprement dite, peuvent s'y continuer pendant l'hiver, avantage d'autant plus digne d'être signalé qu'on le rencontre dans un très petit nombre de stations d'eaux minérales, la plupart d'entre elles étant désertes ou complétement fermées pendant la saison rigoureuse.

RESSOURCES ET AVANTAGES DU SÉJOUR D'AIX

La ville d'Aix, ancienne capitale de la Provence, renferme une population de 25,000 habitants. Elle est chef-lieu d'Académie, siége d'Archevêché, de Cour d'Appel, de Facultés de Théologie, de Droit, des Lettres; elle possède une école nationale d'Arts et Métiers, un très beau Musée, une Bibliothèque publique contenant plus de cent mille volumes, de nombreux monuments anciens et modernes. Les étrangers peuvent donc y trouver plus de ressour-

ces que dans une foule d'autres stations hydro-
minérales.

Les environs en sont très accidentés et abondent
en sites pittoresques. Ils peuvent fournir le but d'excursions agréables et intéressantes, qui, en facilitant
la vie au grand air, doivent concourir, de leur côté,
au rétablissement de la santé. Parmi ces excursions,
il nous suffira de signaler le pont-aqueduc monu-
mental de Roquefavour et son ermitage, si curieux
à visiter l'un et l'autre ; le bassin de Réaltort et le
barrage du canal Zola, véritables lacs au milieu de
montagnes arides et agrestes ; les ruines de la ville
celtique d'Entre-mont ; la tour romaine de la Keirié ;
la montagne de Sainte-Victoire et le champ de ba-
taille où les barbares du nord furent défaits par les
romains sous la conduite de Marius ; les châteaux
du Tholonet, de Saint-Marc, de Vauvenargues, de
la Barben, de Meyrargues, de Valabre, etc. etc. Il y
a là, comme on voit, de quoi satisfaire à la fois le
touriste et l'archéologue.

Une remarque se présente naturellement à l'esprit à ce propos ; c'est qu'une foule de personnes qui,
par raison de santé, vont passer l'hiver dans les
pays chauds, trouveraient un avantage réel et incontestable à choisir la ville d'Aix comme station
intermédiaire entre les climats du nord et ceux de
la basse Provence, de l'Italie, de l'Algérie, de l'E-
gypte, etc.

Tous les bons esprits en médecine s'accordent, en

effet, à reconnaître les inconvénients qui résultent, pour les valétudinaires et un grand nombre d'émigrants, du déplacement brusque et sans transition d'un climat froid dans un climat chaud et réciproquement d'un climat chaud dans un climat froid.

Or notre ville, par sa position géographique et son climat plus tempéré que celui de Nice, d'Hyères, de Cannes, de Menton, etc. justifierait incontestablement un pareil choix Le séjour en serait surtout avantageux, à partir du 15 septembre jusqu'au 1er et même au 15 novembre, l'automne étant généralement une saison très régulière et très tempérée en Provence. On pourrait aussi utiliser avec profit cette même station du 15 mars au 30 mai, et parfois au 15 juin.

Il convient encore de faire remarquer qu'en dehors de son climat et de ses Eaux minérales, la ville d'Aix est entourée d'un réseau de chemins de fer qui la mettent en communication directe avec l'Angleterre; la Suisse, la Belgique, la Hollande, l'Allemagne, la Russie, le nord de la France, et les stations d'hiver les plus fréquentées. Un arrêt plus ou moins long serait donc une chose facile et entièrement à l'avantage des émigrants.

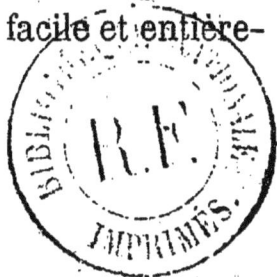

10.

www.ingramcontent.com/pod-product-compliance
Lightning Source LLC
Chambersburg PA
CBHW070744210326
41520CB00016B/4569